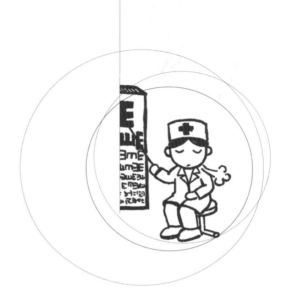

应该说

有一种强大的责任感驱使……

近视防控的误区及解惑

U0235546

近视防控的误区及解惑

徐 亮 徐 捷 李建军 著

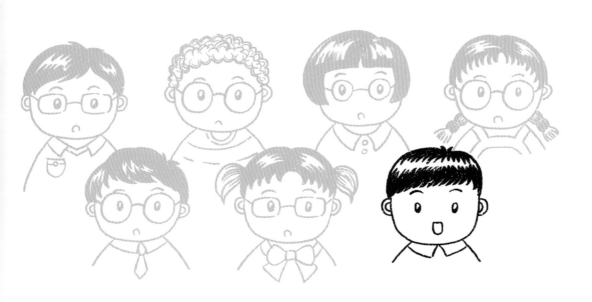

人民卫生出版社
·北京·

著者简介

徐亮，首都医科大学附属北京同仁医院教授、研究员、博士生导师，温州医科大学眼视光医院集团副总院长。主要从事青光眼早期诊断、近视防控、流行病学及防盲模式研究，发表 SCI 论文 150 余篇，获国家科技进步奖 3 次，获中美眼科学会首届金钥匙奖。曾任全国政协委员、科技部现代服务业领域总体专家组专家、《眼科》《国际眼科纵览》杂志主编。曾任首都医科大学附属北京同仁医院副院长、北京市眼科研究所所长。

作为中国科学院老科学家科普演讲团团员，演讲内容包括：

一、近视眼病因及防控新模式（适合中小学生）

◆ 近视各类疑问：众说纷纭、鱼龙混杂；

◆ 近视眼的危害：首位不可逆性致盲眼病；

◆ 近视形成原因：流行病学查证危险因素；

◆ 防控方法评估：临床试验求证学说有效；

◆ 如何精准防控：数据化个性化综合干预。

二、互联网时代的眼病、慢病防治新模式（适合公务员）

◆ 从医改难点谈互联网医疗模式；

◆ 从眼结构谈致盲眼病的分类；

◆ 从大数据谈眼病防治模式转变；

◆ 从眼保健谈可预防盲的防治；

◆ 从并发谈"三高"与慢病防治。

徐捷，医学博士，副研究员，任职于首都医科大学附属北京同仁医院、北京市眼科研究所。现从事眼科流行病学及眼科图像处理的研究，获得国家自然科学基金青年科学基金项目资助，并获北京市优秀人才项目、北京市医院管理局"青苗"计划及北京同仁医院院级项目资助。曾获华夏医学科技奖二等奖、北京市科学技术奖三等奖、高等学校科学研究优秀成果奖二等奖。

李建军，眼科博士，首都医科大学附属北京同仁医院眼科主任医师，擅长青光眼诊治。《眼科》杂志副主编，《中华眼科杂志》《中华眼视光学与视觉科学杂志》《国际眼科纵览》等多个杂志编委。中国医师协会眼科医师分会青光眼专委会委员、视觉生理专委会委员，中华医学会眼科学分会视觉生理学组委员，中国老年保健医学研究会老年眼科疾病防治分会常委。从事远程眼科、眼病流行病学、青光眼、近视眼等研究项目。

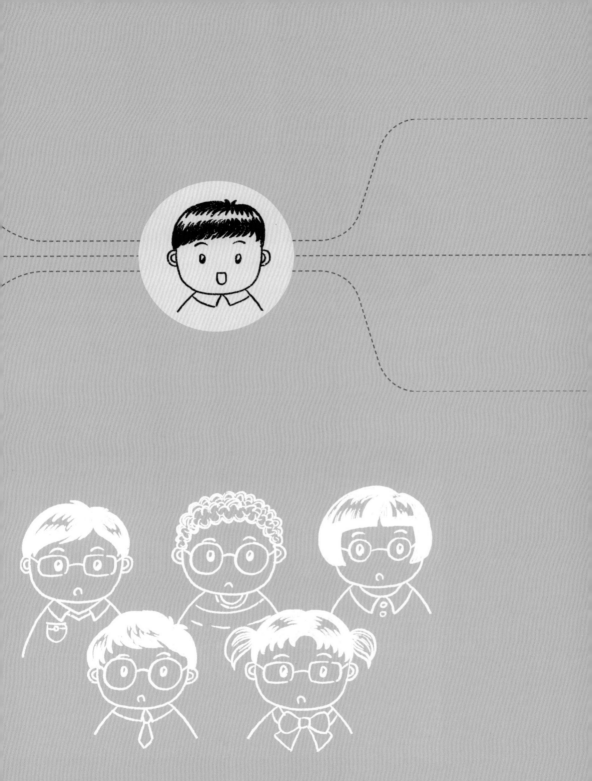

前言

为什么要写这本书？应该说有一种强大的责任感驱使。作为"北京眼病研究"的负责人，我们曾经调查了 22 种眼病的患病率，在国际专业期刊发表论文上百篇。我会毫无疑问地说近视是一类危害很大的致盲性眼病，因为它的患病率高，潜在危害更大。作为中国科学院老科学家科普演讲团的成员，在全国性的科普巡回讲座中，我深深地感到，学校、学生及其家长急需一本近视防控的科普书。特别是听到一些漠视及误解的说法，更加感到问题的严重性。譬如有人简单地认为"近视加重换副眼镜就看清了""18 岁以后，近视做手术就治好了"等。

国际医学界的著名杂志《柳叶刀》每年都要与中国医学科学院合作，在北京举办高峰论坛年会。2016 年的年会聚焦中国近视，会上德国眼科专家 Jonas 把中国近视的高发危害比喻为"海啸"，为什么这么说？在本书中可以找到答案。

诱发近视的因素很复杂，与遗传因素、环境因素、阅读方式等相关。如何评估孩子的近视易感度、遗传性？如何预测患高度近视的风险？如何评估孩子的用眼情况？本书也将给予解答。

本书虽然定位为科普书，但是它更强调科学性，资料都是源于流行病学调查及临床试验研究。同时更体现科研的前沿性，譬如强调病理性近视的危害，视盘周围萎缩弧、视网膜老化的改变可警示患者近视的发展；提出六维量化的近视大数据，期待人工智能技术能监控学生的阅读行为、提供防控决策，提高近视防控参与的主动性、自觉性。

本书主要由三部分构成：①近视防控面临哪些危机及误区？②近视高发的原因是什么？③如何有效控制近视的进展？为了聚焦近视防控的误区及疑难问题，我们采用了问答形式。为了通俗易懂，我们尽量避免公式、专业性强的术语及学术式阐述。旨在为广大学生及家长提供一本爱眼护眼、近视防控的实用读物。

徐　亮

2020 年 5 月

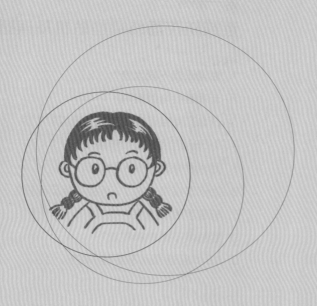

目录

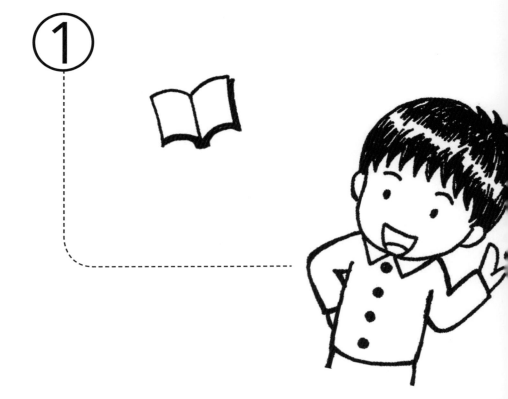

第二部分
近视高发的原因是什么？

第三部分
如何有效控制近视的进展？

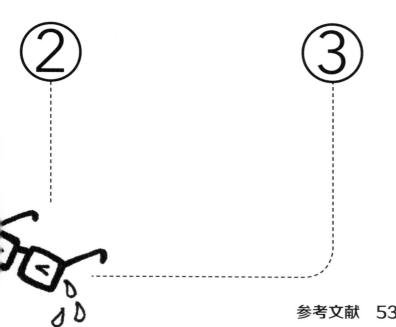

第一部分
近视防控面临哪些危机及误区？

1

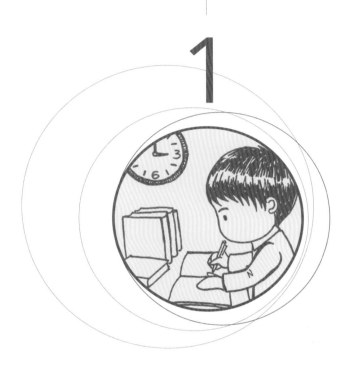

哪些眼病不能
治愈？

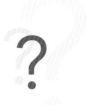

眼病至少有数百种，我们如何知道哪些眼病是能治愈的？哪些眼病是能控制的？哪些是不能治愈的？要进一步了解这些问题，我们先要了解一下眼睛的结构。

眼睛好比照相机（图1），作为感受视觉的重要器官，不同于其他器官的是，眼球内充满透明物质，光通过眼球会产生折光现象。正是因为这个结构特点，才能利用光学仪器看到眼球内部细微结构，使医生做出更精准的诊断。

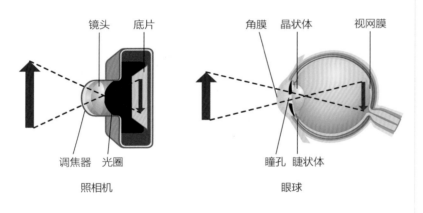

图1
眼球与照相机结构
对应图

瞳孔相当于照相机的光圈，视网膜相当于底片，眼前部透明的角膜及晶状体相当于照相机的镜头，透明的角膜有折射光的作用，晶状体在看远看近时起调节变焦的作用。晶状体病变如白内障可以通过手术摘除，更换为人工晶状体，就可治愈，因此，发生在晶状体的眼病致盲叫作可治愈盲。

眼球壁的结构从外到内共分为 3 层（图 2）。最外层为纤维膜，其中前端 1/6 的透明部分为角膜，后端 5/6 不透明部分为巩膜，中层为葡萄膜，内层为视网膜。视网膜是视觉功能重要的结构,包含了视神经、黄斑等，这部分受损后是不能修复的，发生在这部分的眼病如**青光眼、高度近视、糖尿病视网膜病变等是不能治愈的**，但是可以控制，因此，**早期诊断、早期控制性治疗是关键。**

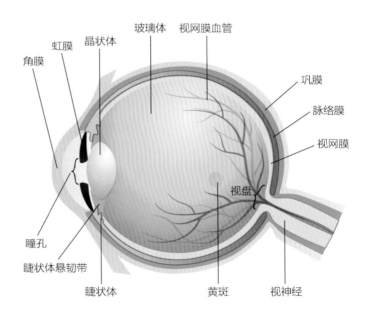

虹膜　晶状体　玻璃体　视网膜血管

角膜

巩膜

脉络膜

视网膜

视盘

瞳孔

睫状体悬韧带

睫状体　黄斑　视神经

图 2
眼球剖面图

近视眼会导致盲吗？ 2

？

近视眼有导致盲的风险。

过去学术界认为近视眼不会导致盲，加重了重新验光配镜即可。大家关注近视是因为近视患病率高，戴眼镜不方便，并没有意识到近视致盲的危险性。

2001 年开始，笔者带领团队在北京的农村及城区，开展了随诊 10 年的眼病流行病学调查，即"北京眼病研究"。此研究在国际上首次**发现高度近视视网膜病变是居于首位的不可逆性致盲眼病**，随后台湾、邯郸的眼病研究也得到同样的结果。并且，**发生近视年龄越小，发生高度近视的可能性越大**，所以保护眼睛一定要从学龄前抓起。

当然，患有普通近视（低、中度近视）的学生也不必过于紧张，并不是所有的近视都是致盲的，只有高度近视才有致盲的风险（图 3）。

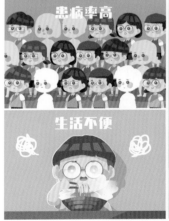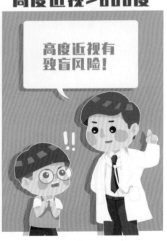

图 3
普通近视和高度近视的区别

3 什么是高度近视和病理性近视?

近视的程度以屈光度(D)来划分(图4),1D 等于我们通常说的 100 度。小于等于 6D(600 度)的近视为普通近视,占近视的 80%,是良性的。**大于 6D 的近视为高度近视**,占近视的 10%~20%。超过 600 度的近视,如果伴随眼球延长,会出现一系列的眼底改变,这种改变是进行性、不可逆的,**这一类高度近视被称为病理性近视**。

图 4
近视眼的分类

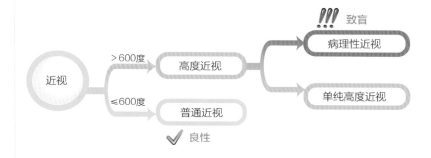

各类近视眼的结构有什么不同? 如图 5 所示。

图 5
正常、普通近视、病理性近视眼球形态图

A. 正常眼球是圆的;B. 近视眼眼球延长,变成椭圆形;C. 病理性近视在椭圆形基础上形成局部凸起,是不规则的

A   B   C

据研究,当人群中有 50% 的人是近视眼时,高度近视占近视眼的 10%;而当人群中近视的人超过 50%,高度近视则占到 20%。

此外，需要特别注意的是，**一个人发生近视年龄越小，他发生高度近视的可能性越大**。我们在学校做科普时，很多学校的老师反映，现在不少小学生刚入学时就戴眼镜。如果近视发生如此早，他们将来多数是高度近视，这将会对日后产生多大的影响！

　　为什么学龄前就近视呢？引起近视的原因十分复杂，但都可以归结为**遗传和环境**两大因素，遗传因素主要指父母都近视的孩子发生近视的可能性更高，但是从长远来看，遗传也是与环境相关。我们在门诊中经常发现父母都没有近视，但是孩子却早早戴上了眼镜，这时环境是形成近视的主要原因，即学龄前阶段孩子的眼球尚未发育成熟，突然进入视觉条件不理想的环境，又长久而紧张地近距离用眼，导致近视。这与现在的孩子**沉迷手机、电子游戏及过早学前教育**有关。

4　为什么近视眼必须查眼底？

　　我们在学校做近视防控科普时发现，近视的学生可能查了屈光度、眼轴、角膜地形图，但是查眼底视网膜的却非常少。为什么要查眼底，并做数码眼底照相呢？原因有３个：①因为**病理性近视的特征是眼底视网膜的改变**，随诊监测视网膜老化、病变对防控病理性近视十分必要；②近视眼的视盘周围萎缩弧（近视弧）的早期改变会提示学生及家长近视发生了进展；③看患儿及家长的眼底形态相似性可预测患儿的遗传倾向及近视的易感性。

　　病理性近视分为５类，如图６所示：

图 6
病理性近视的分类

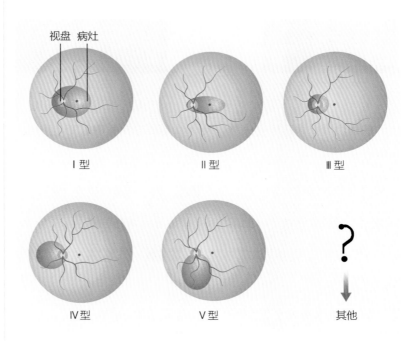

图 6 中暗红色区为病理性近视的病灶，这 5 型的共同点是病灶都围绕视盘发生。我们在随诊近视的眼底时发现，近视度数增加会有视盘周围的萎缩弧扩大。应该说视盘周围萎缩弧（近视弧）是近视病理性改变发生的源头。近视眼的早期监测眼底萎缩弧变化也十分必要，因为萎缩弧变化可以客观地反映近视的增长程度与速度（图 7）。

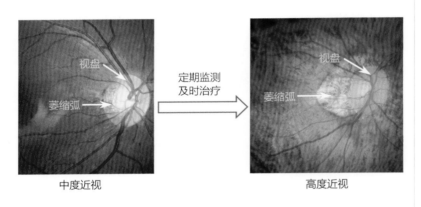

中度近视　　　　　　　　　　　　　　　　　高度近视

病理性近视眼底病变分为 4 级：1 级是眼底血管的改变，病理性近视眼底显示深层的脉络膜血管（图 8A），如网状、豹纹状，就像老人皮肤出现了皱纹。2 级为视网膜显露边界不清黄白斑点（图 8B），就像老人皮肤变粗糙了。3 级为视网膜边界清晰的萎缩斑（图 8C），类似皮肤的老年斑。4 级为视网膜的大萎缩斑（图 8D），患者在这种情况下基本失明。

病理性近视致盲主要是由于视网膜过早老化、退变、萎缩。此外，还会引起其他眼病，譬如白内障、视网膜劈裂、视网膜脱离、青光眼、

近视防控的误区及解惑

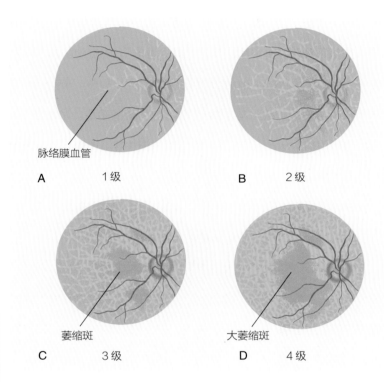

脉络膜血管

A   1级   B   2级

萎缩斑   大萎缩斑

图8
病理性近视眼底分级   C   3级   D   4级

黄斑出血等。由于高度近视会导致一系列严重的眼部损害，而通常早期症状隐匿，大多数患者难以及时发现就医，因此错过了最佳治疗时机，造成视力损伤或致盲。因此，**高度近视患者定期进行眼底检查十分必要**。建议未发现眼底病变的高度近视患者至少每年详细检查一次眼底；已经出现后巩膜葡萄肿、脉络膜萎缩改变、周边网膜变性的患者3个月到半年详细检查一次眼底；对于出现视网膜裂孔、青光眼视盘改变、黄斑病变、视网膜脱离等严重并发症的患者，应立即就医，进行规范化的眼科治疗。

危机感来源于惊人的数字 5 ?

有对比才能发现问题，数字最有说服力。中国近视高发的问题到底有多严重？外国学者将其比喻为"海啸涌来"。先看外国的近视眼患病率（图9），同样人口大国印度近视患病率为17%，美国近视患病率为41%，发达国家比发展中国家的近视眼患病率高。为什么说中国近视是"海啸"呢？近视发生的窗口期是青少年，改革开放前中国农村近视患病率为14.8%、城市为30.5%。改革开放后，北京、上海大学生的近视患病率分别是90.6%及95.5%。更加触目惊心的是，导致视网膜早衰、致盲风险的高度近视患病率在印度是0.9%，美国是2.5%，改革开放前中国农村是1.7%，城市是3.7%。而现在北京、上海大学生分别是18.7%、19.5%。也就是说，现在中国高度近视的患病率是过去的5倍。

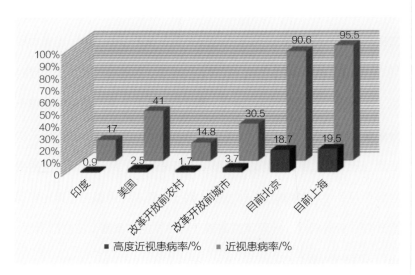

图 9
不同国家高度近视患病情况以及中国社会发展对近视及高度近视患病率的影响

近视防控的误区及解惑

6 为何学校条件好了，近视不降反而升？

为什么改革开放以来，我国的近视眼患病率发生如"海啸"般的上升？应该说现在学校教室的照明及学习环境都很好，政府及社会对近视防治一直十分关注，可近视患病率不降，反而显著上升。我们还是用数字及图表来说明问题吧，图10的横轴是年龄，纵轴是近视患病率。图中4条斜上延伸的线说明近视眼患病率与年龄的关系，很**明显随着年龄的增加近视患病率呈线性上升**。最低的一条绿色线是1998年北京郊区（顺义）的近视眼患病率，高一些的黄色线是当时城市（广州）的近视眼患病率，说明城市学校近视比郊区学校近视眼患病率高，棕色线是1998年中国香港近视眼的患病率，他们近视眼的问题比大陆更严重。更高一些的红色线是2008年北京近视眼的患病率。说明近视患病率还在不断上升，情况越来越严重。此外近视高

图 10
近视患病率与年龄、地区的关系

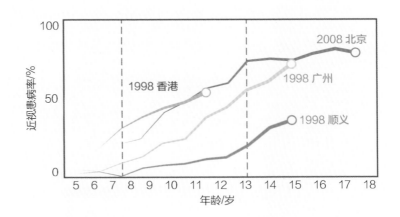

发年龄段（曲线开始呈上升趋势）前移，1998 年顺义近视患病率高发年龄段始于 12 岁（即初中），而 1998 年广州高发年龄段始于 10 岁（即小学），而 1998 年香港和 2008 年北京近视高发年龄段始于 7~8 岁，所以说近视是城市化、现代化带来的副作用，就像中国北方雾霾。

近视防控比雾霾防控可能更复杂，因为近视产生的原因更复杂，又因人而异。对于海啸般涌来的近视高发，我们是否无能为力？目前有近视群体防控的范例吗？北京市眼科研究所与北京市疾控中心、首都医科大学公共卫生学院、北京市教委于 2005 年到 2015 年对北京市中小学生进行了视力不良率的调查。近年国内外近视流行病学调查显示，现代社会方式（户外活动少、迷恋手机及游戏）、不良的写字姿势及应试教育是近视眼高发、早发的重要因素。**积极开展近视防治的科普宣传、加强户外活动、减少小学生的学业负担可以有效降低视力不良率**。图 11 的数据显示，2005 年到 2010 年北京市中小学生视力不良率呈上升趋势，而 2010 年到 2015 年视力不良率呈下降趋势。

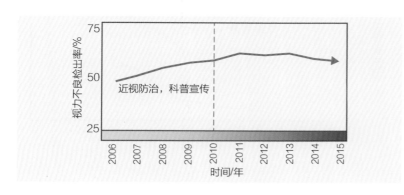

图 11
2005 年到 2015 年北京中小学生视力不良率变化趋势

近视防控的误区及解惑

7 近视手术能治愈
近视吗？

?

　　很多学生都认为近视眼不是大问题，18 岁以后做近视手术就可以不戴眼镜；当兵需要裸眼视力达到 1.0 的要求，做近视手术后就可以当兵了。近视激光手术只是矫正眼睛的屈光状况，为了使近视眼的聚光点后移，要把圆的角膜削平。手术部位在眼前段的角膜，**并没有从机制上阻断近视的进展以及眼底的病理性改变**。近视眼的危害主要在眼底视网膜退化、老化及病变。

　　近视眼手术安全吗？应该说近视激光手术应用了最先进的技术，我们知道钻石刀是锋利的，如果在电子显微镜观察，激光刀的切口比钻石刀的切口更光滑。但并不是说，技术先进，问题就没有了。近视激光手术把角膜削平了，改变了自然状态，有的人在晚上瞳孔散大的情况下，会有眩光的感觉。另外角膜手术后可能会有干眼的症状。

眼镜能不能摘摘戴戴？ 8

?

经常会有人说："戴眼镜要认真，要经常戴，不能摘摘戴戴。"我们认为：学生在上课的时候要看远、看黑板，应该戴眼镜。**在回家做作业时，300 度以下的近视可以不戴眼镜。**因为近视眼镜是为了看远用的，看近戴眼镜反而增加了调节的负荷。**但如果是 300 度以上的近视，看书的时候也要戴眼镜**，因为 400 度的近视视物的远点在 25cm，500 度的近视视物的远点在 20cm，不戴眼镜只能趴在桌上看东西了（图 12）。

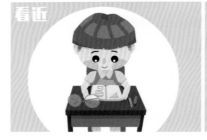
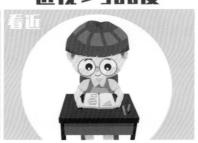

图 12
看近是否能不戴眼镜？

近视防控的误区及解惑

9 18 岁后近视就
不发展了吗?

　　18 岁以后是近视眼角膜屈光手术的适应证,因为一般的近视就不发展了。但是 18 岁后相当多的病理性近视还会继续发展,因为病理性近视已经出现视网膜退变、老化,视盘周围的萎缩弧还会不断扩大,眼睛后部的结构还在进行性改变,破坏视神经与视网膜的微血管及神经纤维的联系。由此说明近视的危害主要在高度近视,在近视普遍存在的情况下,控制近视发展是最重要的。

第二部分
近视高发的原因是什么？

2

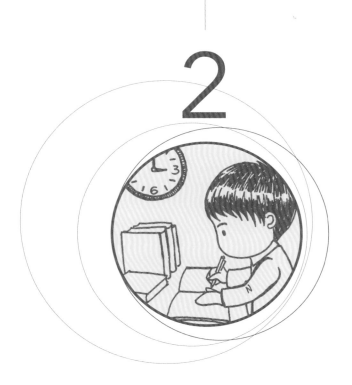

如何理解复杂的眼睛 调节功能？ 10

要知道近视眼是如何形成的？近视防控有哪些方法？如何判断近视防控方法的真伪？在回答这些关键性问题前，必须了解眼睛的屈光系统、眼肌调节及近视形成的机制。这部分是眼科教科书中最难理解的内容，要想更快地理解，我们先要掌握几个基本概念，并用上下半球对比图来帮助理解。

1. 什么是正视眼、近视眼？

如图 13A 上半球所示，看远时平行光投入眼球，此时眼肌放松，聚焦点正好在视网膜上，我们就能看清远处的物体，为正视眼；当发生近视时，眼睛变长（如图下半球），看远时聚焦点在视网膜前，我们就看不清远处的物体。

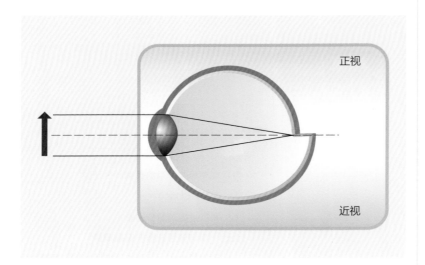

图 13A
正视眼和近视眼的示意图

近视防控的误区及解惑

2. 近视是如何形成的？

如图 13B 上半球所示，上面我们说到近视眼看远时聚焦点在视网膜前，为了使聚焦点前移需要眼肌收缩调节，晶状体弧度变大、变厚，提高折射率才能聚焦视网膜。如图下半球所示，如果过久、过近视物，眼肌调节就会疲劳，就会调节滞后，聚焦点后移就会刺激大脑中枢反馈眼球代偿性地变长，以适应眼睛持续看近的需求。也就是说，**近视的形成是过多持续地在近环境下，造成眼球的适应性变化**。

图 13B
近视是如何形成的

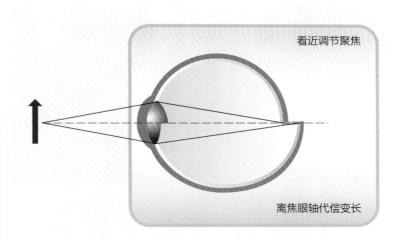

看近调节聚焦

离焦眼轴代偿变长

归纳以上要点：眼睛看远时眼肌放松，看近时眼肌需收缩调节，外界物体聚焦在视网膜上才能看得清。如果聚焦点在视网膜后，通过眼肌调节可聚焦；如果聚焦点在视网膜前（如近视），只能通过戴眼镜或角膜屈光手术矫正。

之所以让学生端坐阅读，保持 30cm 的阅读距离，而不是趴着阅读（20cm 的阅读距离），因为前者的调节力度是 3D，后者的调节力度是 5D，后者更容易造成视疲劳及近视（图 14）。

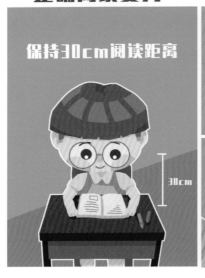
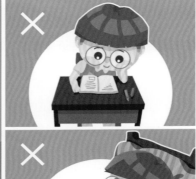
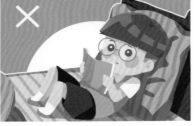

图 14
正确及错误的阅读姿势

近视防控的误区及解惑

11 近视会
遗传吗？

?

    并不是所有的近视都会遗传，只有携带高度近视基因的父母会把近视遗传给孩子，所以**基因不是造成近视的主要原因**。基因不可能解释事情的全部。国外一项对因纽特人的研究。这些因纽特人住在北极圈附近，是地球上生活在最北端的一群人，生活方式正在经历变化。对于那些在孤立群体中成长的成年人，131 人中只有 2 人有近视，但他们的儿女和孙子中却超过一半的人都成了近视。遗传变化发生得太慢，不足以解释这么迅速的变化，是环境因素导致了这些世代间的差别。因此，**近视是多因素致病的结果**，其发病机制非常复杂，不管父母有没有近视都不要轻视近视的防控，还需要全社会参与，包括：政府的政策支持、教育部门减轻学生的作业负担、家长的儿童配合参与。

诱发近视有
哪些因素？ **12**

?

    总体来说，**过久、过近地阅读是最主要的诱发近视的因素**，除此之外还有哪些因素呢？许多研究都证实，**使用电子产品也是造成近视高发的重要原因**。电子屏幕的闪烁容易造成视疲劳，屏幕的蓝光对视网膜有害，特别是当沉迷于智能手机及电子游戏时。聚精会神、精神紧张、连续几个小时地玩电子游戏很容易诱发近视眼。

13

一次与预想背离的眼病调查

　　科学研究就是发现事物规律性，如果发生背离规律的事情，一定是有隐藏的规律还没有被揭示。所以我们应该更加关注反常的现象，有批判性思维。下面介绍一个流行病学调查的故事。

　　唐卡艺术是我国民族艺术的瑰宝，画唐卡需精雕细琢，每天近距离工作 10 多个小时，完成一幅作品需要半年以上（图 15）。唐卡画师是一种职业，一般从十几岁开始学徒画，是不是这个人群近视眼的患病率应该比较高呢？带着疑问我们对唐卡画师进行流行病学调查，结果正好相反，他们的近视患病率不高，反而偏低。科学发现往往来自反常的现象，我们检索国际文献及深入调查原因，发现他们近视患病

图 15
唐卡画师

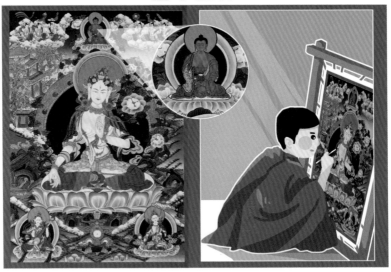

唐卡画师

率不高的可能原因有 3 个：①小学是近视高发窗口期，小学期间没有唐卡画学徒的职业选择，家长都是根据孩子小学的学习成绩来决定职业选择，学习成绩好的学生会继续上学，不愿学习的学生进入唐卡画师培训；②无心理压力影响，画唐卡要打坐，培养心静气定；相反上学的学生时时面临考试竞争的压力；③限制电子屏幕使用，在唐卡画院保持传统教育及生活方式，限制学徒使用智能手机，更没有玩电子游戏的机会。

14 到底是大屏，还是小屏
对眼睛的伤害更大？

?

有些年轻家长工作忙，常常为了哄孩子给他们玩手机，孩子往往几个小时沉溺于手机的视频或游戏，而作为家长却没考虑到电子屏对眼睛的伤害。笔者在家里是这样对待儿童电子屏使用的：看电视可以，但是绝不给他玩手机或平板电脑，因为观看距离近，对眼睛伤害相对大，而且不容易监管。

不可否认，电子屏成为现代生活不可或缺的用品，另一方面电子屏对眼睛的伤害也是毋庸置疑的，所以关键是如何科学合理地选择及使用。

电子屏对眼睛伤害主要有两方面：①显性的：如视疲劳、干眼，眼部不适；②隐性的：导致近视早发高发，成年人的慢性视网膜光损伤，特别是晚上关灯看手机。

由于小屏便携、使用私密、推广发展特别快，但是相比大屏它观看距离近、光辐射强度大，因此，光损伤相对大。最重要的是，小屏是造成近视眼高发的主要原因。过近、过久视近物会导致近视的发生，特别是当在手机上玩游戏时，近距离、长时间、强辐射、异常紧张更易造成近视眼。现在发现不少学龄前孩子近视，追问原因，不是沉迷手机视频游戏，就是学前班教育负荷过重（图 16）。

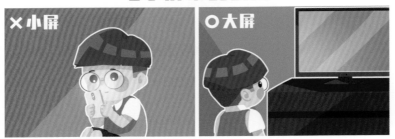

图 16
电子屏幕的使用

15

近视眼不会老花，
对吗？

经常有人说："近视眼的优点是老了以后，没有老花眼了"。这句话对吗？确切地说是低度近视眼老了不用戴老花镜，但不是没有老花（图 17）。

近视是眼轴的异常，即结构的改变。近视眼轴长，看远不清，通过戴凹透镜矫正。老视没有结构的异常，而是随着身体衰老而发生的一种生理现象。病因和眼球中的晶状体相关，晶状体随着年龄的增长，晶状体核逐渐浓缩、扩大，并失去弹性，这时眼的调节能力就会变差，出现老视，通过戴凸透镜矫正。

根据年龄，可以大致判断老视的程度。一般有屈光不正（近视、远视、散光）的人需要加上已有的眼镜度数，进行数学计算，得到近用的度数，没有屈光不正的人大致符合以下规律：

- 40~49 岁，+0.75D（正 75 度）

- 50~56 岁，+1.25D（正 125 度）

- 57~62 岁，+1.75D（正 175 度）

- >63 岁，+2.25D（正 225 度）

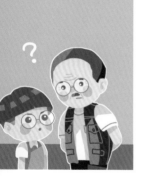

图 17
近视与老花

以上只是作为一个经验参考，实际的老花患者一定要在充分矫正屈光不正的基础上验配，并且检查排除有无眼病。当一个近视 200 度的老人，老花 200 度，那么我们做个计算题，实际度数：200-200=0 度。因此是近视抵消了老花的度数，但并不意味着没有老花。

第三部分
如何有效控制近视的进展？

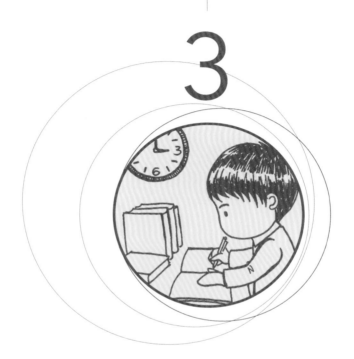

3

前面说了，近视的真正危害在于高度近视（大于600度）、病理性近视。如果是普通近视（小于等于600度）一般不会有致盲的风险。近视都是逐渐发展的，开始是轻度近视，继而中度近视、高度近视，有的成为病理性近视。病理性近视是致盲性的，**所以近视眼治疗的主要目的应该是控制近视进一步加深，即近视防控的概念。单纯改善近视患者的当时视力，称之为近视矫正。**下面的图用两个轴向，很好地显示了近视矫正与近视防控的概念（图18）。

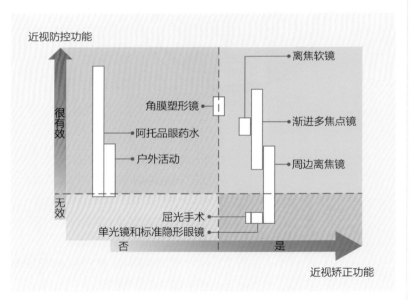

图18
近视矫正与近视防控示意图

上图的横轴为近视矫正功能，纵轴为近视防控功能，此图显示了3类治疗手段：

近视防控的误区及解惑

第一类，只有近视矫正作用的方法有：屈光手术、单光框架眼镜、标准隐形眼镜（粉色区域）等。

第二类，只有近视控制作用的方法有：低浓度阿托品眼药水、户外活动（蓝色区域）等，对于这类干预，患者还需配眼镜才能看清远处。

第三类，既有近视矫正，又有近视控制作用的方法有：角膜塑形镜、渐进多焦点镜、周边离焦镜、离焦软镜（绿色区域）等。

目前眼科学术界认可的方法主要有三种：①放松调节；②控制离焦；③增加光照。

关于放松调节：通过上一个问题我们理解了近视形成的机制，过近、过久视物造成眼肌过度调节，引起调节滞后，导致眼球代偿性眼轴变长。放松调节的防控近视方法有很多，譬如：①用低浓度阿托品眼药水舒缓眼肌调节；②增加户外看远放松眼肌调节；③当眼镜分两个区域时（如棱镜双光镜、渐进多焦点镜），看近区域加度数减少眼肌调节；④戴凸透镜的雾视法放松眼肌调节。这些方法都有科学依据，并得到了大量的临床试验验证。

配戴普通单光镜片的近视患者，虽然中心视力处的物像投影在视网膜上，但其外围都投影在视网膜后方，这种现象就叫做视网膜周边远视性离焦图（图19A），这种离焦状态导致视网膜向后伸长，眼轴长度延长，从而引发近视程度进一步加深，也就是孩子的度数为什么

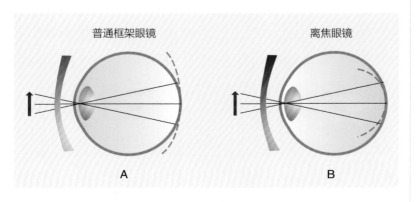

普通框架眼镜　　　　　离焦眼镜

A　　　　　　　　B

图19
普通眼镜和离焦眼镜示意图

会不断上升的原因。研究表明，通过**矫正视网膜周边远视性离焦**，就可以缓解近视眼度数的不断增加。图 19B 所示为离焦眼镜，它的光学设计是，不仅在视网膜中央部，而且在视网膜周边部聚焦点均在视网膜。戴角膜塑形镜防控近视原理也是基于离焦学说。

关于增加光照，主要源于近视流行病学调查的分析。多个近视流行病学研究发现，每天 3 个小时的户外活动可以明显减少近视眼的患病率。

为什么户外活动能减少近视的发生呢？有两种解释，其一就是户外远眺可放松眼肌调节。我们建议中小学生每天户外活动时间 3.5 个小时来防治近视，并将这个时间细分为：上学来回路途 0.5 个小时，课间活动 1 个小时，户外上课 1 个小时和放学后活动 1 个小时。这里需要强调一个概念，不光是指户外运动（如踢球）才算户外活动，哪怕在户外待着也是可以的，所以户外活动与运动无关，与户外有关！青少年在阳光下进行户外活动，接受自然光线的照射，不仅对眼睛有保护作用，甚至对其身心健康也有好处。其二，户外全光谱的阳光有益于防控近视，室内窄光谱的灯光是导致近视的原因（图 20 ）。

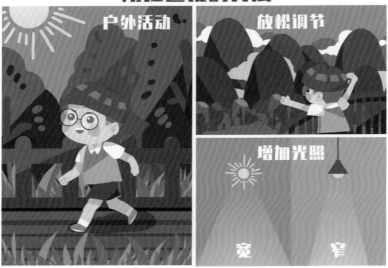

图 20
户外运动及光照

18 防控近视方法诸多，
如何识别良莠？

?

目前国内有各种防控近视的方法，它们承诺的是治疗后能提高视力、摘掉眼镜。这些承诺非常吸引人，以为近视是可以被治愈的。实际上它的承诺并不科学。经常有人问："医生，我孩子是真性近视还是假性近视？"这些其实是在国内流传很久的"假性近视"谬论。在许多人的观念中，青少年会先有一个假性近视的阶段，可以通过非手术的治疗手段恢复视力。如果没有正确地干预治疗，就会发展成为真性近视，因此，真近视之前的假近视治疗就显得很重要。

但是这种想法是错误的！假性近视的早期，如果给予足够的重视，及时治疗，让紧张的肌肉放松下来，近视状态会消失。但是，能在早期就诊的人是少数，大部分假性近视的孩子都是在视力明显下降，变成混合性近视（真性近视＋假性近视）才来就诊，已经错过了最佳治疗时期。设想一个混合近视的孩子，如果用了按摩、辅助仪器治疗后，假性近视消失，远视力得到一定改善，由此误认为这类仪器可以治疗近视，造成过度依赖这些方法，从而拒绝去医院验光配镜，定期随诊，忽视了真性近视，反而会造成近视进展更快。因此提醒各位家长对近视一定要有一个清晰的认识，目前国际上没有可以治疗的方法，只能延缓进展，不要轻信市面上可以治疗近视的产品。

屈光度和眼轴可以科学评价防控近视的方法。屈光度就是我们常说的近视几百度，度数越大说明近视程度越深。眼轴是眼球的长度，近视眼主要是眼轴过度延长，一般来说延长的眼轴不会恢复。除非是软体动物，如蜗牛的眼睛，它依靠眼轴长短变化来调节看近、看远。

什么是好的近视防控方法？它不会单纯以一个权威专家的说法为依据，而是要有理论学说的支持，并且有诸多的、标准化的临床试验结果作为依据。图 21 就是根据国际上大量近视防控临床试验的结果总结出来的控制近视效果示意图。**这些方式都被证明是有效的，且有效性自上而下逐渐减弱，依次为：低浓度阿托品眼药水、角膜塑形镜、周边离焦镜、渐进多焦点镜、户外活动。**

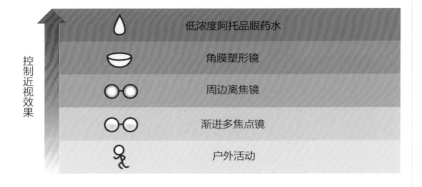

图 21
控制近视效果示意图

近视防控的误区及解惑

19 近视易感性及遗传度
能够评估吗？

家长带孩子看近视眼，最常见的问题就是"我孩子的近视是遗传的吗？""家长一方是高度近视，另一方没有近视，孩子会遗传谁呢？"。目前做基因检测不仅费用昂贵，而且可能没有答案。

对此问题其实有简单、经济、有效的评估方法，**这就是一家人均做免散瞳眼底照相，从眼底视盘及血管形态的一致性**，就可以初步判断孩子的眼底是像父亲还是像母亲，如果妈妈是近视，爸爸不是近视，孩子像妈妈，那么我们可以初步判断孩子今后发生近视的可能性大。我们给小学生做科普讲座，显示了一家三口的眼底照片（图 22）。问

图 22
一家三口眼底示意图

A. 为父亲的眼底像；B. 为母亲的眼底像；C. 为女儿的眼底像。眼底形态相似性主要通过视神经形态以及血管走向、分布进行评估，该图显示，学生的眼底与妈妈眼底相似

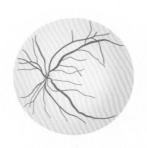

A 学生爸爸

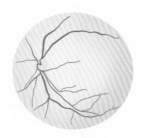

B 学生妈妈

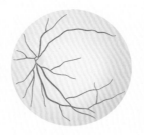

C 学生本人

小学生，孩子的眼底像爸爸？还是像妈妈？尽管他们没有眼科知识，仅凭直觉判断，90% 的学生判断仍是正确的。

此外，还可以看眼底视盘的大小，小视盘易为远视，大视盘易为近视。从遗传学角度分析，高度近视遗传的可能性大，普通近视往往是环境因素及生活习惯造成的。

因此，看近视门诊不要忽略眼底照相检测，前面还提到，监测视盘周围萎缩弧改变可警示学生及家长对近视防控的重视。

20

阅读姿势、用眼程度能监测吗?

　　一般认为: 维护健康的诸多因素中, 医疗干预的作用只占 1 成, 遗传因素占 2 成, 环境因素占 3 成, 生活方式占 4 成。所以说近视防控中, 合理的阅读及生活方式是最重要的。

　　用智能穿戴传感器可有效地监测、分析我们的阅读及生活方式。这些传感器可佩戴在眼镜架上、耳上、胸前或桌上。佩戴在眼镜架上及桌上可监测阅读距离、阅读光谱等因素; 佩戴在胸前可监测阅读坐姿、运动、心率等因素; 运动反映了户外活动的情况; 静态心率反映心理压力状况, 这些都与近视有关。图 23 是一例佩戴坐姿监测仪一天的情况。

图 23
智能穿戴设备坐姿监测图

A. 显示佩戴者早 8 点到晚 10 点俯坐、端坐及仰坐的时间向量。俯坐的时间占 14%;B. 显示佩戴者在早 8 点到晚 10 点的各时间段,坐姿的倾向角度。85°~95° 为端坐;<85° 为俯坐;>95° 为仰坐。白色圆点为某时间段坐姿角度的平均值,蓝线为某时间段坐姿角度的平均差。佩戴者上午 9:00 到 11:30 在电脑前工作,为前倾位;12:00 到晚 9:30 乘坐高铁,所以仰坐位置比较多

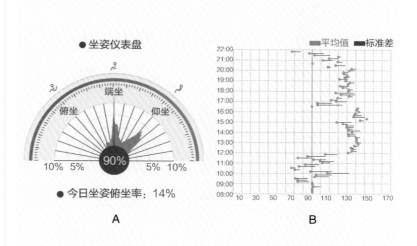

治疗方式和用眼习惯，哪个对近视防控更重要？ 21

早在 1982 年，中央十部委已经强调防治学生近视的重点在学校，制定和采取了一系列近视防控相关政策及措施，然而，总体上并未能高效地起到预期的防控效果。影响我国青少年近视防控的根本原因是信息化社会的发展、生活方式的改变及应试教育的现状。多数人会认为选择正确的治疗方式就可以有效地控制近视发展，但是很遗憾，**目前没有一种近视防控治疗方式，能够像用抗生素治疗感染一样快速有效地治愈近视**。因为近视的成因主要是由生活习惯所致，**只有改变用眼及生活习惯，才能有效控制近视发展**。

然而近视发展符合慢性疾病发展规律，病情是不可逆的，早期丝毫无感觉，晚期却难以控制。特别是近视多发生在孩子，加重了通过换一副眼镜，视力又提高了，近视似乎"治愈"了。那么在近视早期，有没有一种能展示给他们的特征性改变，较早地提醒、警示他们呢？这还需要科学家们进一步去探索。

22 视网膜的年龄可评估吗？

为什么说近视眼的视网膜是提前老化了呢？

我们先来看看没有近视的视网膜是什么样子的。眼球后段的球腔膜性结构粗略地分 3 层，从里往外分别是：视觉细胞为主的视网膜、血管为主的脉络膜、坚固纤维为主的巩膜。视网膜中还有一层类似暗箱的色素上皮层，随着视网膜老化视网膜色素上皮层会退化、消退。年轻时正常眼由于有色素上皮遮挡作用，眼底照相只能看到表层的视网膜树枝状分布的血管。老年后正常眼视网膜色素上皮逐渐消退，眼底照相就能看到视网膜下脉络膜的血管。脉络膜血管是网状分布，呈豹纹状。也就是说，**脉络膜豹纹状血管越显露，说明视网膜越老化，而近视眼在年轻时就会出现豹纹状眼底。**

如何能客观定量地评估呢？用计算机图像识别或人工智能的算法可以自动提取脉络膜血管的影像，根据血管的多少，就可以自动量化评估视网膜的老化状况，如下图，图 24A 为轻度豹纹状眼底；图 24B 为中度豹纹状眼底；图 24C 为重度豹纹状眼底。

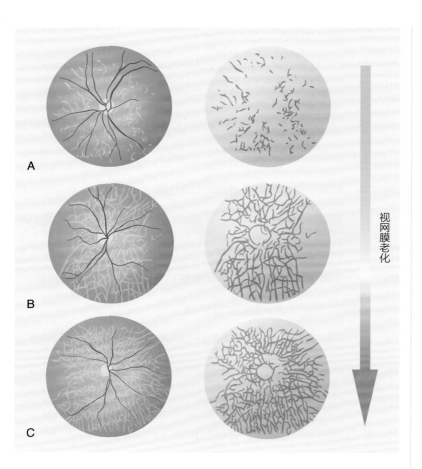

视网膜老化

图 24
视网膜老化示意图

近视防控的误区及解惑

23 为何要建近视防控的
电子健康档案?

好的健康管理离不开电子健康档案，目前患者在医院看病没有自己的电子健康档案，因此患者无法在网上获得远程专家的影像会诊。目前医院的医疗信息多数不能共享，患者每到一个医院看病都要重新进行检查，不能信息共享的重复检查不仅费时费钱，还失去随诊监测的价值。更重要的是，连续、完整、准确的信息记录是健康管理的基础。尤其是信息时代，智能穿戴产品能实时记录监测我们的生命体征、生活习惯，这些信息使健康管理精细化、个性化、科学化。

理想的近视电子健康档案有何特点? ①通过微信扫一扫医院的相关二维码，就可获得近视防控档案的公众号。注意: 一定要实名注册，否则您的注册名不能与医院的实名匹配，就无法获得医院的检测信息; ②眼底影像应该是原始数据，因为打印复印的影像清晰度很差，会诊价值不大; ③电子健康档案最好基于微信管理，可预约专家远程会诊、影像检查等服务; ④有智能管理功能，提醒您复诊、用药，帮助预约会诊、检查及手术; ⑤最好是家庭成员相关联的健康档案，可以分析疾病家族史、过敏史、遗传性等因素。

建立青少年屈光档案是青少年近视防控的有效模式，有利于及早发现近视眼高危儿童，有利于进行有针对性的重点防控。此外，还有利于了解我国青少年的眼部参数。

近视防控能借助大数据人工智能吗？ 24

?

研究和探索评价近视进展的早期指标，建立评价近视干预是否有效的眼底指标，建立预测近视发展和高度近视发生的指标和风险评估模型，都是在近视研究中亟待解决的问题。用眼不良习惯是造成近视的主要原因，但是我们目前缺乏监测手段及精确的数据。近视防控的流行病学研究及临床研究也应该采用智能监测手段，进行智能大数据分析、智能辅助诊断。对近视致病因素及发展阶段的细分、多维度量化、标准化是实现人工智能辅助防控的基础，从而实现近视防控精准个性化、服务模式规范化、学生主动参与的一体化管理。

然而我国多年来对儿童眼健康发育监测的方法简单，仅选取远视力和电脑验光作为幼儿园、学校的儿童眼健康检查的视觉指标，远远不能反映眼健康的状态。儿童视觉系统与身体发育一样处于发育状态，常常不能达到成人标注视力的 1.0，其次，儿童弱视诊断的泛化（幼儿园视力筛查时视力低于 1.0 即发放弱视或儿童视力低于正常的通知），正常生理发育的远视状态和散光状态常常被过早诊断为"弱视"，并且在没有动态监测下过度进行刺激视觉发育的视觉训练，使眼球向过度正视化方向发育，从而加速了眼球的正常发育。

防治青少年近视眼应从幼儿做起，减少高度近视尤其是病理性近视的患病率并减少其导致的盲。防控模式图见图 25，**在该模式中，以第一道防线（预防）为重中之重**，需要家庭、学校、医疗卫生机构、学生的共同努力。

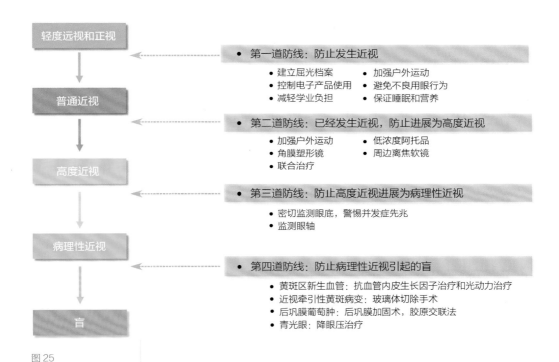

图 25
近视防控模式图

近视防控受诸多复杂因素影响，如果要利用人工智能技术分析、诊断，并给出可靠的个性化处理方案，首先要对数据进行分类及量化、标准化。**我们把近视相关的因素分了 6 个维度**，每个维度进行量化、标准化。这 6 个维度只是基本，还有一些因素没有纳入，譬如户外活动量、阅读的光谱因素、学习的心理压力等等。基本的 6 维度如下：

第一，易感度：通过比较学生与父母眼底形态的一致性，预测学生近视的遗传度。通过观测学生视盘大小，评估学生近视的易感度。

视神经进入眼球的入口为圆盘状，因此称为视盘。视盘中央白色区域在立体观测下是个凹陷区，因而称为视杯。一般来说视盘越大，视杯也越大，这是生理性变化特征。研究显示小视盘者多为远视眼，大视盘者多为近视眼（图 26）。

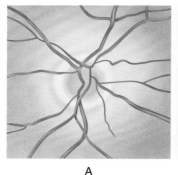 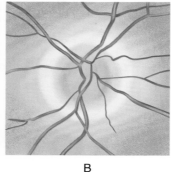

A   B

第二，风险度：近视致盲主要指高度近视及病理性近视，风险度评估主要是指患高度近视的风险。近视发生发展呈窗口期的特点，即 18 岁以前有发生近视的风险。评估高度近视的风险主要从两个角度进行：近视发展速度及发生的早晚。

（1）近视发展速度：主要是监测屈光度的每年变化，如图 27 所示，如果每年近视屈光度改变 50 度（0.5D），发生高度近视的可能性相对小，如果每年屈光度改变大于 100 度（1D），就会发生高度近视。对此应该高度重视，分析其原因。

（2）近视发生的早晚：近视发生越早，窗口期越长。6 岁发生近视，窗口期 12 年，因此发生高度近视的风险极高；9 岁发生近视，窗口期

近视防控的误区及解惑

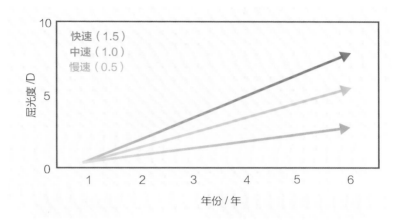

图 27
每年屈光度进展与高度
近视风险相关

9 年，发生高度近视风险高；12 岁发生近视，窗口期 6 年，发生高度近视风险低；15 岁发生近视，窗口期 3 年，发生高度近视风险极低。

有效的疾病防控就是针对高危因素及高危人群。最重要的是针对学龄前近视的防控，教育部提出的幼儿园"去小学化"的学前教育抓住了问题的要害。另外，年轻家长工作忙，用平板电脑、手机哄孩子，也是十分有害的。小学生与初中学生近视也是防控的重点。

第三，裂变度：主要监测眼底视盘周围萎缩弧的改变。用计算机图像配准的方法把随诊的影像叠加，医生可以通过闪烁观测视盘周围萎缩弧是否扩大来评估近视是否进展（图 28）。

第四，用眼度：监测坐姿前倾的角度、持续时间，可以评估学生看书的距离、持续性及阅读总量。某时段坐姿前倾角度主要通过多点采集的平均值表示。伴随平均值的标准差可反映某坐姿的持续性，标

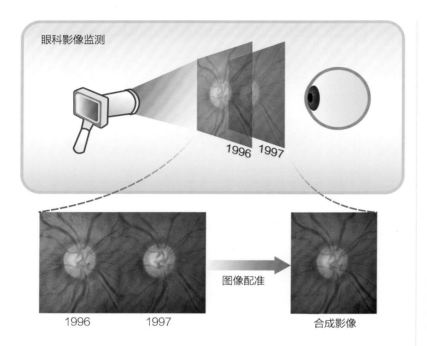

眼科影像监测

1996 1997

1996　　1997

图像配准

合成影像

图 28
通过计算机图像配准来
观测视盘周围萎缩弧
进展

准差越小，表示某坐姿的持续性越久。

第五，干预度：干预有效性的强弱分级依次为：低浓度阿托品、角膜塑形镜、周边离焦镜/渐进多焦镜、普通眼镜、户外活动。

第六，病理度：根据国际学术界标准。在前面的病理性近视中有介绍，在此不赘述（图 29）。

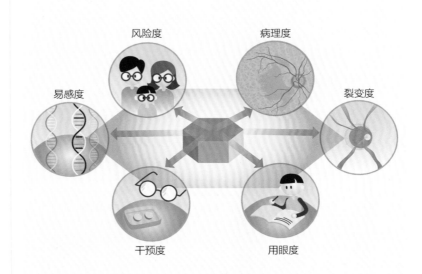

风险度　　　　　　病理度

易感度　　　　　　　　　　　　　　裂变度

干预度　　　　　　用眼度

图 29
六维度近视防控

近视诸多复杂因素是如何分析的？ 25

？

利用大数据、人工智能技术要系统性设计，上节说了数据的多维分类及量化标准化，如果没有系统性构架，"一锅烩"是做不好分析的。

首先应该建立近视易感度、遗传度的不同人群分组，如果不分组，后续用眼度、干预度等分析均不可靠。

第二步是建立近视进展的标准，对此有两种方法评估：①电脑验光：严格说应该散瞳验光，因为不散瞳验光，眼内肌有时处于紧张状态，近视度数会被高估。（但是多数患儿及家长不愿散瞳验光，因为散瞳后患儿会畏光、看近不清晰，家长要多跑几趟医院。）②免散瞳眼底照相：通过观察视盘周围萎缩弧有否改变，明确近视是否进展。这种方法快捷简单，而且患儿及家长看到病变所在，会更注重近视防控。

第三步是分析近视发展相关的影响因素，主要有两个因素。①用眼度：分析患儿看书、做作业的距离是否太近？持续的时间是否太长？通过各种智能穿戴产品可监测。②干预度：当前治疗干预的强度是否需要调整？如果用眼度异常，应该注意调整；如果用眼度正常，就应该改变干预方法。需要注意，这些数据是否正常都要与基于大数据的正常数据比较，必须是同类可比的数据。因此建立不同易感人群的数据库十分重要，数据的量化、标准化尤为重要。

26 人工智能在近视防控中优于专家吗？

　　随着世界围棋大赛中人工智能战胜人类世界冠军，近年来人工智能在各行各业都得到普遍的应用。在医学特别是影像学诊断中，很多人工智能的影像诊断准确率达到 90% 以上，它能否替代传统的医生进行诊断呢？目前肯定不行，但是作为医生的辅助工具，它能提高医生的会诊效率及质量。

　　在近视防控中，采用六维量化近视防控的人工智能要优越于传统方法，表现在：①新模式中数据维度及精确程度比传统方式更丰富；②传统方式没有近视易感度、遗传性的评价，即个体差异没有考虑；③传统方式没有用眼度的量化监测。合理用眼、科学分析、主动参与是近视防控的关键环节；④对于多维、复杂大数据分析决策，人脑比不过人工智能。

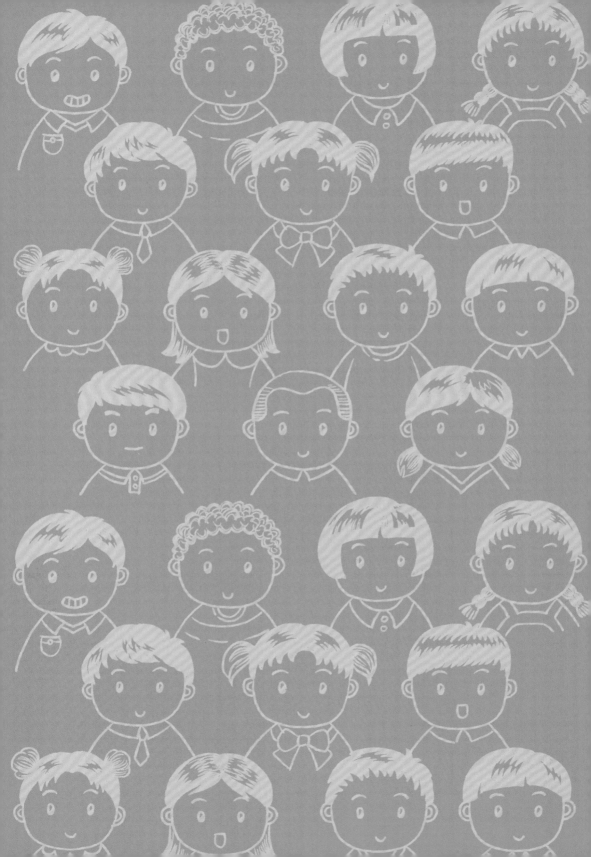

参考文献

[1] Morgan IG, Ohno-Matsui K, Saw SM. Myopia. Lancet, 2012, 379 (5): 1739-1748.

[2] Xu L, Wang Y, Li Y, et al. Causes of blindness and visual impairment in urban and rural areas in Beijing: the Beijing Eye Study. Ophthalmology, 2006, 113 (7): 1134. e1-11.

[3] Holden B, Sankaridurg P, Smith EE, et al. Myopia, an underrated global challenge to vision: where the current data takes us on myopia control. Eye(Lond), 2014, 28(2): 142-147.

[4] Rosman M, Wong TY, Tay WT, et al. Prevalence and risk factors of undercorrected refractive errors among Singaporean Malay adults: the Singapore Malay Eye Study Invest Ophthalmol Vis Sci, 2009, 50 (8): 3621-3628.

[5] Xu L, Li J, Cui T, et al. Frequency of under-corrected refractive errors in elderly Chinese in Beijing. Graefes Arch Clin Exp Ophthalmol, 2006, 244 (7): 871-873.

[6] Pan CW, Ramamurthy D, Saw SM. Worldwide prevalence and risk factors for myopia. Ophthalmic PhysiolOpt, 2012, 32 (1):3-16.

[7] He M, Huang W, Li Y, et al. Refractive error and biometry in older Chinese adults: the Liwan eye study. Invest Ophthalmol Vis Sci, 2009, 50 (11): 5130-5136.

[8] Wickremasinghe S, Foster PJ, Uranchimeg D, et al. Ocular biometry and refraction in Mongolian adults. Invest Ophthalmol Vis Sci, 2004, 45 (3): 776-783.

[9] Wang Q，Klein BE，Klein R & Moss SE. Refractive status in the Beaver Dam Eye Study. Invest Ophthalmol Vis Sci，1994，35（13）：4344-4347.

[10] 李建军．近视眼防控与防盲模式蓝皮书．北京：人民军医出版社，2015.

[11] Huang J，Wen D，Wang Q，et al. Efficacy Comparison of 16 Interventions for Myopia Control in Children. Ophthalmology，2016：S0161642015013561.

[12] Xu L，Li J，Cui T，et al. Refractive error in urban and rural adult Chinese in Beijing. Ophthalmology，2005，112（10）：1676-1683.

[13] Ohno-Matsui K，Kawasaki R，Jonas JB，et al. International photographic classification and grading system for myopic maculopathy. Am J Ophthalmol，2015，159：877-883. e877.

[14] Cheng CY，Hsu WM，Liu JH，et al. Refractive errors in an elderly Chinese population in Taiwan：the Shihpai Eye Study. Invest Ophthalmol Vis Sci，2003，44（11）：4630-4638.

[15] Sapkota YD，Adhikari BN，Pokharel GP，et al. The prevalence of visual impairment in school children of upper-middle socioeconomic status in Kathmandu. Ophthalmic Epidemiol，2008，15（1）：17-23.

[16] Murthy GV，Gupta SK，Ellwein LB，et al. Refractive error in children in an urban population in New Delhi. Invest Ophthalmol Vis Sci，2002，43（3）：623-631.

近视防控的误区及解惑

[17] He M，Zeng J，Liu Y，et al. Refractive error and visual impairment in urban children in southern china. Invest Ophthalmol Vis Sci，2004，45（3）: 793-799.

[18] He M，Huang W，Zheng Y，et al. Refractive error and visual impairment in school children in rural southern China. Ophthalmology，2007，114（2）: 374-382.

[19] Villarreal MG，Ohlsson J，Abrahamsson M，et al. Myopisation: the refractive tendency in teenagers. Prevalence of myopia among young teenagers in Sweden. Acta OphthalmolScand，2000，78（2）: 177-181.

[20] Williams C，Miller LL，Gazzard G，et al. A comparison of measures of reading and intelligence as risk factors for the development of myopia in a UK cohort of children. Br J Ophthalmol，2008，92（8）: 1117-1121.

[21] O'Donoghue L，McClelland JF，Logan NS，et al. Refractive error and visual impairment in school children in Northern Ireland. Br J Ophthalmol，2010，94（9）: 1155-1159.

[22] You QS，Wu LJ，Duan JL，et al. Prevalence of myopia in school children in greater Beijing: the Beijing Childhood Eye Study. Acta Ophthalmol，2014，92（5）: e398-406.

[23] Chen SJ，Cheng CY，Li AF，et al. Prevalence and associated risk factors of myopic maculopathy in elderly Chinese: the Shihpai eye study. Invest Ophthalmol Vis Sci，2012，53（8）: 4868-4873.

[24] Sun J，Zhou J，Zhao P，et al. High prevalence of myopia and high myopia in 5 060 Chinese University students in Shanghai. Invest Ophthalmol Vis Sci. 2012，53（12）：7504-7509.

[25] Wu LJ，You QS，Duan JL，et al. Prevalence and associated factors of myopia in high-school students in Beijing. PLosOne，2015，10（3）：e0120764.

[26] Li SM，Liu LR，Li SY，et al. The Anyang Childhood Eye Study. Design，methodology and baseline data of a school-based cohort study in central China：the Anyang Childhood Eye Study. Ophthalmic Epidemiol，2013，20（6）：348-359.

[27] Zhan MZ，Saw SM，Hong RZ，et al. Refractive errors in Singapore and Xiamen，China--a comparative study in school children aged 6 to 7 years. Optom Vis Sci，2000，77（6）：302-308.

[28] Sherwin JC，Reacher MH，Keogh RH，et al. The association between time spent outdoors and myopia in children and adolescents：a systematic review and meta-analysis Ophthalmology，2012，119（10）：2141-2151.

[29] Li SM，Kang KT，Peng XX，et al. Efficacy of Chinese eye exercises on accommodation in school-aged children：a randomized controlled trial. PLoS One，2015，10（3）：e0117552.

[30] 徐亮，刘丽娟. 中国近视眼防治的挑战及应对. 眼科，2009，18（6）：361-362.

近视防控的误区及解惑

[31] 褚仁远 . 儿童近视眼防控之要点 . 中华眼科杂志，2014，50（1）: 6-8.

[32] Li SM，Li SY，Liu LR，et al. Full correction and Undercorrection of Myopia Evaluation Trial: design and baseline data of a randomized，controlled，double-blind trial. Clin Experiment Ophthalmol，2013，41（4）: 329-338.

[33] Koffler BH，Sears JJ. Myopia control in children through refractive therapy gas permeable contact lenses: Is it for real？ Am J Ophthalmol，2013，156（6）: 1076-1081.

[34] Young，F. A. et al. Am. J. Optom. Arch. Am. Acad. Optom. 1969，46，676-685 .

图书在版编目（CIP）数据

近视防控的误区及解惑 / 徐亮，徐捷，李建军著
. 一北京：人民卫生出版社，2020.9
ISBN 978-7-117-30398-9

I.①近…　II.①徐…②徐…③李…　III.①近视 –
防治 – 基本知识　IV.①R778.1

中国版本图书馆 CIP 数据核字（2020）第 158535 号

人卫智网　www.ipmph.com　医学教育、学术、考试、健康，
　　　　　　　　　　　　　　购书智慧智能综合服务平台
人卫官网　www.pmph.com　 人卫官方资讯发布平台

书　　名　近视防控的误区及解惑　Jinshifangkong de Wuqu ji Jiehuo
著　　者　徐　亮　徐　捷　李建军
出版发行　人民卫生出版社（中继线 010-59780011）
地　　址　北京市朝阳区潘家园南里 19 号
邮　　编　100021
E – mail　pmph @ pmph.com
购书热线　010-59787592　010-59787584　010-65264830
印　　刷　北京顶佳世纪印刷有限公司
经　　销　新华书店
开　　本　710×1000　1/16
印　　张　4.5
字　　数　65 千字
版　　次　2020 年 9 月第 1 版
印　　次　2020 年 9 月第 1 次印刷
标准书号　ISBN 978-7-117-30398-9
定　　价　45.00 元

打击盗版举报电话：010-59787491　E-mail：WQ @ pmph.com
质量问题联系电话：010-59787234　E-mail：zhiliang @ pmph.com